DES EFFETS DE L'INHALATION

DES

VAPEURS D'ÉTHER.

Imprimerie Claye, Taillefer et Ce, 7 rue Saint-Benoît.

DES EFFETS DE L'INHALATION

DES

VAPEURS D'ÉTHER

DE SON ACTION SUR L'HOMME SAIN

et dans les opérations chirurgicales

COMME MOYEN D'ÉVITER LA DOULEUR,

RÉSUMÉ DE TOUTES LES EXPÉRIENCES FAITES
A L'ÉTRANGER ET EN FRANCE

Par MM. **ROUX**, **VELPEAU**, **P. DUBOIS**, **GERDY**,
BLANDIN, **MALGAIGNE**, **BAUDENS**,
RICORD, **JOBERT**, etc., etc.

PAR

M. LE Dr PAJOT,
de la Gazette des Hôpitaux.

Cette découverte me paraît une grande chose, et la chirurgie en tirera peut-être d'immenses avantages.

Le professeur VELPEAU,
(Académie des Sciences).

PARIS
PAUL MASGANA, LIBRAIRE,
GALERIE DE L'ODÉON, 12.

1847

DES EFFETS DE L'INHALATION

DES

VAPEURS D'ÉTHER.

Le monde entier est remué, depuis un mois, par une découverte merveilleuse qui nous est venue d'Amérique. On a trouvé, dans l'inspiration de la vapeur d'éther, un moyen de rendre insensible à la douleur la plus vive, et des faits très-nombreux aujourd'hui sont venus prouver aux hommes les plus sérieux, comme aux plus incrédules, qu'il n'y avait point d'exagération dans les résultats miraculeux qu'on avait annoncés.

Le public médical ne s'est pas seul ému en présence de phénomènes aussi extraordinaires : l'Europe entière attend en ce moment la confirmation de ces faits. Nous avons cru de quelque utilité de rassembler les nombreuses expériences faites à Paris jusqu'à ce jour, et de les vulgariser, afin de détruire dans le monde les appréhensions fâcheuses qui commencent à s'y glisser. J'ai pensé qu'il convenait de populariser ce moyen, de le faire connaître aussi complétement que cela est possible aujourd'hui, dans le but de détruire dès le principe un reproche grave qui déjà lui a été adressé par de grands noms, celui de favoriser peut-être l'immoralité.

Dépouillés de tout merveilleux, les effets de l'éther connus de tous, ce reproche tombe de lui-même. Quiconque se soumettra aux inspirations éthérées n'en ignorera plus les conséquences.

Nos documents ont été puisés aux sources les plus pures : les hôpitaux, les recueils scientifiques, le témoignage d'hommes honorables; voilà d'où nous viennent nos faits; personne ne les récusera.

Le 24 novembre 1846, M. John Ware, médecin de Boston, écrivait la lettre suivante à la *Gazette médicale anglaise et étrangère :*

Boston, 29 novembre 1846.

« J'ai trouvé, à mon arrivée ici, une nouvelle chose dans le monde médical, ou plutôt une application nouvelle d'une chose ancienne, qui sera, j'espère, digne de votre intérêt. C'est un nouveau moyen de rendre les malades insensibles à la douleur pendant les opérations chirurgicales, à l'aide de l'aspiration de la vapeur d'éther sulfurique. Par cette aspiration, les malades sont mis dans un état analogue à celui qui caractérise l'intoxication alcoolique ou le narcotisme produit par l'opium. Cet état continue pendant cinq ou dix minutes, et pendant ce temps les malades sont insensibles à la douleur. Une cuisse a été amputée, un sein extirpé, une dent arrachée sans la plus légère souffrance. Le nombre des opérations pratiquées spécialement sur les dents est considérable, et je crois que peu de personnes sont réfractaires à l'influence de ce nouvel agent.

« L'effet n'est pas absolument le même chez tous les individus. Chez quelques-uns l'insensibilité est complète, et ils sont étrangers à tout ce qui se passe autour d'eux ; chez d'autres, un certain degré de perception reste; ils savent ce que fait l'opérateur ; s'aperçoivent, par exemple, qu'il saisit la dent et l'enlève ; ils sentent le frottement de l'instrument, mais n'éprouvent aucune douleur.

« Il n'y a aucun effet fâcheux subséquent à craindre de l'usage de ce moyen, aucun même aussi considérable que celui qui suit l'administration d'une dose ordinaire d'opium. Une personne m'a dit avoir éprouvé quelques sensations désagréables à la tête pendant quelque temps, et avoir été faible, languissante, abattue pendant toute la journée, mais pas davantage qu'elle ne l'était ordinairement quand elle se faisait arracher une dent. Une autre m'a dit qu'elle avait eu, pendant vingt-quatre heures, une forte odeur d'éther; cette odeur était tellement imprégnée dans elle, qu'elle se répandait dans l'air de sa chambre au point d'être désagréable aux autres personnes.

« Un de nos meilleurs opérateurs m'a dit qu'il regardait ce moyen comme spécialement applicable dans les opérations qui intéressent les larges surfaces, qui sont très-douloureuses, qui en même temps peuvent être pratiquées rapidement et n'exigent point une dissection attentive, mais que, dans celles qui sont plus délicates et qui exigent un certain temps, il préférerait que les malades fussent dans leur état naturel. Je crois qu'il est impossible, dans ce moment, de déterminer les limites dans lesquelles l'application de ce moyen devra être restreinte. Il peut y avoir des objections auxquelles nous ne songeons pas actuellement et des dangers que nous ne pouvons pas prévoir. Ce moyen promet certainement beaucoup à la chirurgie, et peut être susceptible de s'appliquer à d'autres cas, pour calmer la douleur. Peut-être serait-il avantageux dans le tétanos, dans l'asthme, et dans différents cas où il existe de violentes douleurs internes qu'on suppose de nature spasmodique.

« Ce moyen a d'abord été mis en usage par un dentiste, et il est surtout employé maintenant par cette classe de praticiens. Ce dentiste a pris un brevet, et a envoyé en Europe des agents qui sont chargés de lui en assurer la propriété.

« *Signé :* JOHN WARE. »

« Dans six cas, j'ai employé le moyen précédent pour prévenir la douleur dans des opérations chirurgicales avec un plein succès, et sans aucune conséquence fâcheuse.

« *Signé :* JOB C. WARREN. »

Les auteurs de la découverte sont les docteurs Jackson et Morton.

LA DÉCOUVERTE ÉTAIT FAITE !

Il y avait fort longtemps déjà qu'on s'était occupé de la question d'annihiler la douleur dans les opérations chirurgicales. Les narcotiques, le magnétisme, la ligature des membres avaient été successivement mis en usage pour atteindre ce but. On y avait renoncé, soit parce que quelques-uns de ces moyens avaient des inconvénients graves, soit parce qu'ils étaient mensongers.

On avait déjà même employé la vapeur d'éther par la voie d'inhalation et à l'aide d'appareils particuliers, dans le but de calmer certaines douleurs de tête, des spasmes; mais nous, qui ne sommes point Anglais, reconnaissons franchement que l'honneur de la découverte appartient à deux Américains, l'un, chimiste, le docteur Jackson, et l'autre, dentiste, le docteur Morton. M. Jackson fit, à ce qu'il paraît, la découverte le premier, il la communiqua à M. Morton, ce dernier l'essaya. — Les dentistes avaient dit une fois la vérité, ils arrachaient *sans douleur !*

Aussitôt des expériences furent faites par des praticiens américains : M. Bigelow amputa une cuisse *sans douleur !* M. Warren enleva une tumeur au col et une partie de la mâchoire inférieure, *sans douleur !* et d'autres encore.

Ces nouvelles arrivèrent à Londres d'abord. Un monsieur Robinson arracha des dents le 19 décembre; puis les chirurgiens anglais, MM. Liston, Lawrence, Guthrie, commencèrent des essais, qui furent incomplets pendant un certain temps, et qui réussirent ensuite.

Vers la fin de décembre, M. Velpeau savait la découverte, mais cet habile et consciencieux chirurgien, ne connaissant pas encore au juste de quoi il s'agissait, ne voulut point l'essayer sans avoir des renseignements suffisants. Ce ne fut que vers le commencement de janvier qu'on se hasarda à expérimenter dans les hôpitaux.

Voici les résultats divers obtenus par les chirurgiens de Paris :

Le premier malade qui fut soumis en France à l'influence de la vapeur d'éther était un humme âgé de cinquante-neuf ans, sur lequel M. Jobert avait à pratiquer l'ablation d'une tumeur cancéreuse de la lèvre.

Le soin d'engourdir le sujet fut confié à un médecin américain, ami de M. Morton. Voici comment il s'y prit.

Il versa de l'éther dans un flacon à deux tubulures garni de plusieurs morceaux d'éponge. Des deux tubulures du flacon l'une fut laissée libre pour donner passage à l'air; l'autre fut placée dans la bouche du malade. Les narines furent laissées ouvertes. On recommanda alors d'aspirer fortement, afin que l'air chargé de vapeur d'éther pénétrât dans la cavité buccale, et de là dans les voies respiratoires. De cette manière, l'inspiration et l'expiration se faisaient assez librement; mais on conçoit que dans l'inspiration une certaine quantité d'air non saturé d'éther pénétrait par les fosses nasales, et que dans l'expiration une certaine quantité d'air expiré retournait dans le flacon se mélanger aux vapeurs d'éther. Tout cela, d'ailleurs, ne pouvait que retarder le développement des effets de l'éther. Aussi, au bout de dix-huit minutes, il n'avait pas encore pu obtenir quelques symptômes bien tranchés. L'expérimentateur manquant des objets nécessaires pour terminer l'expérience, M. Jobert se décida à pratiquer l'opération.

Dans la séance de l'Académie de Médecine du 12 janvier, M. Malgaigne, chirurgien de l'hôpital Saint-Louis, fait la communication suivante : Il annonce avoir essayé sur cinq malades le nouveau moyen indiqué par les Américains pour rendre les opérations chirurgicales non douloureuses. Voici le résumé de ces faits :

— Un jeune homme de dix-huit ans avait un phlegmon suppuré à la partie inférieure de la jambe. On lui fit inspirer de l'éther sulfurique pendant deux minutes, ce qui suffit pour le plonger dans un assoupissement complet. L'abcès fut ouvert avec le bistouri ; une demi-minute après, le malade s'éveilla ; il n'avait rien senti ; à tel point qu'il croyait n'avoir point subi l'opération, et disait s'y résigner.

— Un Italien, un peu plus âgé, qui portait une tumeur au cou, dut respirer l'éther pendant cinq minutes ; après son réveil, l'opération terminée, il dit avoir eu la conscience qu'on lui enlevait sa tumeur, mais n'avoir éprouvé aucune douleur.

— Une jeune femme, présentant aussi une tumeur du cou, ne tomba dans l'assoupissement qu'au bout de dix-huit minutes. Elle ne sentit pas la première incision, mais se réveilla immédiatement après, et souffrit pendant le reste de l'opération, comme si elle n'avait point été soumise à l'inhalation éthérée.

— Un homme qui avait eu la jambe broyée par un wagon de chemin de fer dut subir l'amputation. Il fut soumis aux vapeurs éthérées pendant dix-sept minutes. Au sortir de son état léthargique, il déclara avoir eu conscience de l'opération qu'on pratiquait sur lui, mais n'avoir pas plus souffert que si on lui avait légèrement égratigné la jambe avec la pointe d'un canif.

— Enfin un jeune homme, auquel on allait pratiquer l'opération du strabisme, respira l'éther pendant dix minutes sans en éprouver aucun effet, et souffrit pendant l'opération autant que les malades ordinaires.

Pour faire respirer l'éther, les chirurgiens américains se servent d'un ballon à deux tubulures, contenant 30 à 50 grammes d'éther sulfurique, et quelques petits morceaux d'éponge destinés à favoriser, par l'augmentation de l'étendue des surfaces, la vaporisation de l'éther. Pour le premier de ses malades, M. Malgaigne s'est servi d'un tube ordinaire, que le sujet tenait dans sa bouche. Pour les autres, il a fait introduire dans l'une des narines, l'autre étant fermée, un tube plongé dans un flacon dans le fond duquel était l'éther sulfurique; le sujet inspirait par le nez et expirait par la bouche.

— Le 16 janvier, M. le professeur Roux obtint un résultat incomplet dans un cas d'amputation de la jambe.

Un homme de quarante-cinq ans s'était cassé la jambe en tombant sur le pavé. Les lésions graves consécutives rendirent indispensable l'amputation. Le malade fut soumis pendant vingt minutes à l'inspiration de la vapeur d'éther. Au bout de dix minutes ses yeux se voilèrent, ses paupières s'abaissèrent, mais il répondait à toutes les questions. Au bout de vingt minutes l'opération était terminée, et le malade, chez qui la douleur avait été notablement diminuée, n'aurait probablement pas crié, si les élèves ne lui eussent répété de toutes parts : « Criez donc ! »

— Dans la *Gazette des hôpitaux* du 19 février, on trouve trois nouveaux faits de l'inspiration de la vapeur d'éther observés dans le service de M. Malgaigne.

1° Un homme âgé de trente-cinq ans, d'un tempérament nervoso-sanguin, présentait à la partie interne et inférieure de la jambe droite, et au niveau de la malléole interne droite, un abcès phlegmoneux. Ce malade fut soumis à l'inspiration des vapeurs d'éther pendant deux à trois minutes seulement; ce court espace de temps suffit pour le mettre dans un état particulier, que l'on peut comparer à l'ivresse. M. Malgaigne s'assura d'un moment opportun pour pratiquer l'opération, en interrogeant le malade et en lui demandant s'il ressentait quelque chose de particulier, et si la vue se troublait. Cet homme ayant répondu affirmativement, M. Malgaigne prit aussitôt un bistouri et pratiqua au niveau de l'abcès phlegmoneux, et sur une portion de peau largement pourvue de filets nerveux et manifestement enflammée, une incision longitudinale et longue de trois à quatre centimètres environ. On pressa sur les bords de la plaie pour donner issue au pus que renfermait l'abcès, et le malade ne donna aucun signe de douleur.

L'opération terminée, le malade parut agité et en proie à une attaque de nerfs. La face était rouge, les traits étaient contractés, les paupières exactement fermées; en un mot, les muscles en général, et surtout ceux de la face et des membres supérieurs, paraissaient dans un état de contraction anormale. On eût dit le malade sous le poids de sensations pénibles dont il voulait se débarrasser. Il avait sans aucun doute perdu sa raison, et ce qui le prouve, c'est la force avec laquelle il lança, les yeux toujours fermés, sa salive, qui vint frapper un des assistants.

Mais, hâtons-nous de le dire, cet état d'agitation, qui ne s'était encore présenté chez aucun des malades de M. Malgaigne, dura à peine deux ou trois minutes; au bout de ce temps, le malade, comme s'il se réveillait tout à coup à la vue de M. Malgaigne qui lui offrait un verre de vin, ouvrit les yeux, saisit le verre avec précipitation et le vida de même. Interrogé sur ce qu'il avait ressenti pendant l'opération, il répondit que la douleur avait été légère et qu'il ne saurait mieux la comparer qu'à une piqûre.

Notons, pour terminer ce qui est relatif à cette expérience, que chez ce malade la sensibilité, émoussée seulement pendant l'opération et non complétement disparue, était revenue à l'état normal presque immédiatement après la connaissance. En effet, en pressant avec les doigts sur les lèvres de la plaie, le malade accusait de la douleur.

— Un homme de quarante-cinq ans, affecté d'un panaris au doigt index du côté droit, dut subir la désarticulation. Avant de procéder à l'opération, on soumit cet homme à l'inspiration des vapeurs d'éther sulfurique.

Ce malade ne put comprendre et encore moins exécuter le mode respiratoire qui lui avait été indiqué, il lui fut complétement impossible d'inspirer par la bouche et d'expirer par le nez. Aussi fut-on obligé de lui pincer les narines.

Au bout de quatre minutes, le malade déclara qu'il se sentait ivre et que sa vue se troublait. M. Malgaigne pratiqua alors l'opération, qui n'offrait rien de particulier.

Le malade, qui n'avait pas complétement perdu connaissance, déclara que la douleur qu'il avait ressentie n'avait pas été très-vive et qu'elle pouvait être comparée à une piqûre. L'opération terminée, la sensibilité reparut à l'état normal.

Chez ce malade, l'état de la circulation fut noté avec soin : le pouls s'était élevé à 88 pendant l'inspiration de la vapeur éthérée, et à 92 après l'opération.

—Une jeune fille, de dix-huit ans environ, présentait à la main droite une affection pour laquelle M. Malgaigne voulait pratiquer une incision. On soumit cette malade préalablement à l'inspiration des vapeurs d'éther. Elle ne put d'elle-même exécuter l'acte respiratoire comme il lui avait été indiqué ; on fut donc encore obligé de lui pincer les narines. Quatre minutes après, la malade avertit que sa vue se troublait, et on pratiqua alors, sur le dos de la main, une incision de quatre à cinq centimètres. La sensation éprouvée fut encore, cette fois, comparée à une piqûre. Mais, ce que nous devons surtout faire remarquer, c'est l'insensibilité, l'espèce de stupeur, ou mieux d'engourdissement de la plaie, qui, chez cette jeune fille, persista plus longtemps que chez les autres malades. Plusieurs minutes après l'incision, on pouvait plonger le doigt ou un stylet dans la plaie, sans que la malade accusât de douleur. Enfin la sensibilité reparut, et la malade accusa une véritable cuisson à la surface de la plaie.

— J'ai publié moi-même quelques cas que j'ai observés à la clinique de M. Velpeau : des deux premiers malades de la Charité, l'un était affecté de fistule lacrymale, et l'autre avait un doigt broyé et devait subir l'amputation.

Ces deux hommes furent soumis successivement aux aspirations de vapeur d'éther, le premier pendant dix minutes à peu près, et le second pendant quinze minutes, sans aucun résultat ; le premier ne fut pas opéré ce jour-là, le second subit l'amputation du doigt et souffrit évidemment autant que la plupart des individus soumis à cette opération.

Le 22 janvier, M. Velpeau, muni d'un appareil incomparablement mieux construit que les premiers par les soins de M. Charrière (les premiers avaient été faits dans l'hôpital), a recommencé l'expérience de la manière suivante.

— Le sujet est un homme d'une constitution altérée ; il porte, à la région postérieure et supérieure de la cuisse gauche, une tumeur de la grosseur d'une petite tête de fœtus. Ce malade a déjà été opéré deux fois ; la tumeur est revenue. Tout fait croire qu'il s'agit d'un cancer.

Le malade étant couché sur le ventre, les instruments préparés, on le soumet à l'inspiration de l'éther ; au bout de quatre minutes, la tête du sujet tombe sur l'oreiller ; il ne répond plus aux questions ; *les membres sont dans un état de résolution complète.* L'auditoire fait silence. M. Velpeau attaque la tumeur par deux incisions ; elle est disséquée rapidement, et enlevée en moins de deux minutes ; la ligature des vaisseaux demande un peu plus de temps ; le malade fait quelques mouvements ; on place l'appareil Charrière devant sa bouche ; il ne se réveille que lorsqu'on applique le pansement.

M. Velpeau lui demande alors s'il a souffert : il répond qu'il n'a rien éprouvé, qu'il *s'est senti bien aise*, et il assure qu'il a beaucoup souffert les deux premières fois qu'on a enlevé la tumeur, quoiqu'elle fût plus petite, et que cette méthode-ci *est la bonne méthode.*

J'ai constaté, du reste, par moi-même, que pendant que le bistouri disséquait la tumeur, les muscles des membres inférieurs étaient complétement relâchés, au lieu de présenter cette contraction convulsive qu'entraînent les douleurs. M. H. Larrey, qui assistait à l'opération, et devant lequel je faisais cette remarque, disait, avec beaucoup de raison, qu'indépendamment de l'absence de la douleur on aurait peut-être dans l'inspiration de l'éther un moyen précieux pour faire cesser, dans les luxations, les violentes contractions musculaires chez les sujets robustes. En somme, ce fait de la Charité est un des plus concluants qu'on ait publiés, par cette circonstance particulière dans laquelle se trouve le malade, d'avoir été opéré deux fois déjà pour la même affection.

— A l'hospice du Midi, dans le service de M. Vidal, un malade, âgé de vingt-quatre ans, devant être opéré d'un varicocèle, fut soumis à la vapeur d'éther, le premier jour sans succès, à cause de la difficulté que le malade éprouvait à respirer convenablement ; le lendemain, l'expérience fut reprise avec plus de succès. Au bout de vingt minutes, il y eut un commencement d'ivresse qui alla toujours en se développant. Mais c'était une ivresse très-gaie, et une excitation qui avait rendu le malade beaucoup plus sensible qu'avant l'action de l'éther.

Ainsi, voilà un fait qui semble prouver que l'éther peut exagérer la sensibilité au lieu de l'abattre.

— Le 20 janvier M. Guersant fils, chirurgien de l'hôpital des enfants, a soumis deux filles à l'inspiration des vapeurs d'éther, avant de leur pratiquer à chacune une opération très-douloureuse.

La première, soumise pendant deux minutes seulement à l'inspiration des vapeurs d'éther, a paru complétement insensible pendant toute la durée de la désarticulation du doigt indicateur. Vers la fin de l'opération, elle se mit à crier et dit avoir senti qu'on lui tirait les chairs, qu'elle voulait crier, mais qu'elle se trouvait malgré elle dans l'impossibilité de le faire; que, du reste, elle avait très-bien senti qu'on la pinçait deux fois de suite avant de lui couper le doigt.

L'autre malade, de l'âge de douze ans comme la précédente, parut, après deux minutes d'inspiration des vapeurs d'éther, plongée dans une insensiblité complète. Une première incision fut faite sans qu'il y eût aucune manifestation de douleur. Mais à peine M. Guersant a-t-il introduit le doigt dans la plaie que la malade pousse des cris violents. On lui fit alors respirer de nouveau les vapeurs d'éther, et l'opération se termina sans que la malade donnât aucun signe de douleur. Son pouls était devenu très-petit et très-lent, et resta assez longtemps dans cet état. La malade n'avait du reste aucun souvenir d'avoir éprouvé de la douleur.

— A l'hôpital du Midi, M. Ricord a expérimenté sur trois malades l'inspiration des vapeurs d'éther.

Le premier malade avait une hydrocèle double; au bout de dix minutes il est tombé dans un état complet de torpeur. M. Ricord a plongé le trocart dans la tunique vaginale. Le malade, pendant ce temps de l'opération, s'est montré insensible, en apparence du moins. Mais pendant l'évacuation de la sérosité, l'influence des vapeurs d'éther s'est éteinte, et l'injection pratiquée en ce moment a déterminé des douleurs assez vives.

Le malade a été soumis de nouveau à l'inspiration des vapeurs, et il est retombé, en peu de temps, dans le même état que la première fois, mais dans un anéantissement plus prononcé. La ponction et l'injection de l'autre hydrocèle ont été pratiquées alors sans aucune douleur. La dernière opération a duré en tout trois minutes. Au bout de ce temps, le malade a repris ses sens, et a remercié M. Ricord de l'avoir opéré sans lui causer aucune douleur.

Le deuxième malade portait une hydrocèle simple du côté gauche. Il a été soumis à l'inspiration des vapeurs d'éther pendant treize minutes environ. Les yeux se sont injectés, les conjonctives sont devenues rouges et humides, les pupilles se sont contractées, les membres sont tombés dans une résolution complète ; la jambe droite seule a été agitée de quelques mouvements spasmodiques qui ont cessé bientôt. Nous n'avons remarqué aucun changement dans l'état du pouls.

La ponction et l'injection faites en ce moment, n'ont déterminé aucune douleur. Dans le même temps, nous avions pincé fortement la peau de la cuisse et chatouillé la plante des pieds ; le malade n'a donné aucun signe de sensibilité. L'opération a duré trois minutes, comme la première ; l'influence de l'éther a cessé alors, et le malade s'est assis sur son lit, fort étonné de se voir débarrassé de son affection.

— Le troisième portait une tumeur encéphaloïde siégeant sur la partie inférieure du rectum. Soumis pendant un quart d'heure aux inspirations d'éther, le malade a semblé complétement engourdi ; mais dès qu'on a voulu pratiquer l'ablation de la tumeur, ce malade a ressenti des douleurs très-vives, et elles ont duré pendant tout le temps de l'opération ; l'état d'agitation dans lequel se trouvait le malade a empêché de prolonger l'application de l'éther.

— Un jeune homme, âgé de vingt-quatre ans environ, entre dans une maison de santé pour y subir l'amputation de la cuisse droite : M. Jobert, jugeant en effet l'opération nécessaire, pratiqua cette amputation le 19 janvier.

Bien que ce malade fût très-courageux, on voulut auparavant lui faire respirer de la vapeur d'éther afin de prévenir la douleur.

Au bout de vingt minutes, on observa chez lui une gaieté assez prononcée, puis bientôt tous les symptômes d'une ivresse avec menaces. On fut obligé de lui tenir les membres, et M. Jobert pratiqua l'amputation. La section de l'os opérée, on avertit le malade que tout était fini. Aussitôt il veut voir son membre coupé, et, en le voyant, il regrette surtout de ne pouvoir à l'avenir danser comme auparavant; mais il se flatte de ne plus avoir à souffrir d'un cor qu'il portait au pied.

Lorsqu'on pratiqua les ligatures des vaisseaux, la sensibilité était manifestement moins émoussée que pendant l'amputation ; en effet, à chaque ligature, le malade jette un cri, et affirme n'avoir jamais souffert autant de l'opération.

— M. Laugier, chirurgien à l'hospice Beaujon, a fait l'amputation de la cuisse à une jeune fille soumise aux vapeurs d'éther, et qui ne s'est point aperçue de l'opération qu'on lui faisait. Les insuccès des premières expériences doivent, suivant M. Laugier, être attribués à la disposition incomplète des appareils dont on s'est servi.

— M. Gerdy a présenté à l'Académie des Sciences, le 25 janvier, les observations suivantes sur les opérés soumis à la vapeur d'éther.

1° Ayant engourdi, je puis dire endormi, dit M. Gerdy, un malade que je voulais opérer de la cataracte par extraction, je lui ai piqué et percé la cornée ; mais, lorsque j'ai voulu continuer, l'œil du malade a tellement fui devant l'instrument, que, pour ne pas compromettre l'opération, je l'ai abandonnée ; j'ai voulu recourir à l'abaissement, mais l'œil se montra si mobile que je dus l'abandonner encore une fois. Je piquai alors le malade au nez, aux lèvres ; on lui pinça la main, et quand il fut réveillé, il se rappela très-bien avoir été piqué, mais il ne parla pas des piqûres faites au nez et au lèvres.

2° J'ai incisé sur un autre malade, également engourdi, un lambeau de peau décollée par un clapier, compliquant une fistule à l'anus déjà opérée. Le malade sentit, mais témoigna bien moins de douleur qu'il n'en témoignait les jours précédents pour de simples pansements.

3° Un malade opéré depuis dix ou douze jours d'une hernie étranglée à l'aine, ayant laissé ressortir sa hernie par-dessous la cicatrice de la première opération, j'ai dû tâcher de la réduire, mais il a évidemment souffert dans les efforts de réduction, malgré les inspirations d'éther.

4° Une jeune fille, engourdie, a porté sa main à la nuque sans se plaindre pendant qu'on y pratiquait une incision profonde; elle s'est plus tard réveillée en riant beaucoup et sans parler de l'incision qu'on avait faite à la nuque. Elle chancela en marchant.

Dans la séance de l'Académie des sciences du 1er février M. Velpeau a fait la communication suivante :

« Je ne sais, dit-il, si l'Académie a reçu de nouvelles communications relatives aux singuliers phénomènes produits par l'éther, et dont nous avons entretenu, mon collègue M. Roux et moi, l'Académie dans les deux séances dernières. Il est probable que la correspondance contient de nouveaux détails à ce sujet. Néanmoins, je préfère prendre la parole en ce moment; car la communication que j'ai à faire aujourd'hui est un peu longue, et pourrait bien prolonger la séance si j'attendais au dépouillement de la correspondance. Lorsque l'on a parlé de l'éther pour la première fois comme moyen d'empêcher les malades de sentir la douleur dans les opérations, j'ai cru devoir dire qu'il ne fallait pas trop se hâter de se prononcer; que bientôt on saurait à quoi s'en tenir. En effet, lundi dernier la question était plus avancée que huit jours auparavant; aujourd'hui elle a fait encore un pas très-grand. Il y a réellement dans ce fait un intérêt immense. Les observations se sont multipliées à l'infini et sont devenues très-concluantes.

« Pour ma part, depuis lundi, j'ai eu occasion d'appliquer les inspirations éthérées à des cas variés, et d'en obtenir des résultats également très-variés quant à certaines formes, mais constamment les mêmes quant au fond. Ainsi, j'avais dit, il y a huit jours, que la nouvelle méthode semblait offrir quelques chances d'être utile pour la réduction de certaines fractures, de certaines luxations. Dès le lendemain, un homme fut apporté dans mon service, à l'hôpital de la Charité, robuste, vigoureux, fortement musclé, lequel s'était fracturé la cuisse. Ce malade, fort impressionnable, était en proie à des mouvements en quelque sorte convulsifs, et il paraissait devoir être difficile de rendre au membre blessé sa forme et sa longueur normales. Nous l'avons soumis aux inspirations éthérées. Au bout de quelques minutes, il est tombé, non pas dans l'assoupissement, car il était encore un peu agité, mais dans l'insensibilité; il s'est mis à parler, sans savoir ce qu'il disait; mais ses muscles se sont relâchés et ont cédé à la moindre traction, et l'on a pu, avec la plus grande facilité, rendre au membre sa forme et sa longueur primitives. Lorsque tout a été fini, le blessé nous a dit, en se réveillant, ne point savoir et n'avoir point senti ce qu'on lui avait fait; seulement il s'est plaint d'avoir eu un *mauvais rêve*.

« Le lendemain, j'avais à enlever, chez un autre sujet, une tumeur située dans la région parotidienne. On sait que les opérations dans cette partie du corps sont très-douloureuses. J'ai fait respirer de l'éther au malade, et j'ai commencé l'opération dès que j'ai vu les effets se manifester. Pendant la première moitié de l'opération il n'a pas bougé ; vers la fin il s'est un peu agité. Lorsque, après son ivresse passée, nous l'avons fait s'expliquer, il a dit que, sous l'influence de l'éther, il s'était cru dans une salle de billard avec des amis, et que là il lui avait semblé se disputer; quelqu'un lui avait joué un mauvais tour en lui enlevant son cheval qu'il avait laissé à la porte, etc. Quant à l'opération, il ne l'avait point sentie. Il a ajouté de plus quelque chose de fort remarquable : Je n'ai pas souffert, nous a-t-il répété, mais j'entendais votre bistouri agir sur moi sans aucune douleur.

« Une jeune femme accouchée il y a quelques mois, entrée dans nos salles pour un abcès au sein, a été soumise à l'action de l'éther, qui l'a influencée lorsqu'elle a eu fait six inspirations seulement. Je lui ai fait une large incision; elle n'a pas eu l'air de s'apercevoir de l'opération; et ses premiers mots, en revenant à elle, ont été ceux-ci : « Pourquoi ne m'avez-vous pas opérée pendant que je dormais? »

« Une autre malade, une jeune fille, devait subir l'arrachement de l'ongle du gros orteil. Comme elle était sujette à des attaques de nerfs, j'ai voulu essayer préalablement, sur elle, l'action de l'éther, la veille de l'opération. Elle est, en effet, tombée insensible; mais en sortant de cet état, elle a été prise d'un accès convulsif. Le lendemain, nouvel essai, suivi de nouveaux accès convulsifs : je ne l'ai point encore opérée; cependant, comme elle nous a assuré qu'elle ne se trouvait nullement mal à son aise, je l'ai fait transporter à l'amphithéâtre vendredi matin, je lui ai fait respirer l'éther, et j'ai fait l'opération, qu'elle n'a pas sentie. En sortant de son état de stupeur, elle a éprouvé un accès convulsif assez long et intense. Pendant qu'on l'opérait elle s'est relevée sur son séant, comme pour regarder ce qu'on lui faisait; mais elle ne sentait rien, et ne répondait pas aux questions qu'on lui adressait. Elle nous a dit depuis qu'elle avait rêvé assister à un dîner.

« J'ai dû faire l'amputation de la jambe à un jeune homme qui, soumis aux inspirations d'éther, a été opéré sans donner le moindre signe de souffrance. A la troisième ligature artérielle que nous avons faite, il a poussé un cri; après son réveil, il nous a dit ne point savoir pourquoi il avait crié ainsi, car il n'avait rien éprouvé. Les paroles incohérentes qu'il prononça vers la fin de l'opération avaient trait à des impressions morales se rattachant à des inquiétudes et à des malheurs de famille.

« Hier, j'ai enlevé un œil à un homme du monde, que l'éther a plongé dans l'insensibilité. L'opération a été faite et l'appareil placé, sans qu'il ait fait un mouvement, sans qu'il ait rien senti. Nous avons fait l'opération aussi facilement que sur un cadavre. En analysant depuis ses sensations, il nous a dit n'avoir point souffert, mais avoir eu la conscience que l'on était là, autour de lui.

« Enfin, ce matin, j'ai enlevé une portion de la main à un jeune homme préalablement soumis à l'éther. J'ai commencé l'opération sans qu'il fît aucun mouvement. Puis il s'est agité, a fait des gestes comme pour s'échapper; j'ai cru qu'il avait souffert. Il nous a dit plus tard qu'il n'avait rien senti, mais qu'il avait rêvé qu'il était à son atelier; ses camarades se disputaient, et il avait voulu se jeter entre eux pour les séparer. »

Ce fait de l'inspiration de l'éther prend des proportions très-grandes, et donne lieu à des observations curieuses. Plusieurs des sujets qu'on y soumet continuent de voir, d'entendre; ils savent qu'on est là, près d'eux, mais quelques-uns des éléments de ce qui se passe leur échappent. Le jeune médecin dont je vous ai parlé lundi, et qui expérimente sur lui-même avec tant de bonne volonté, est arrivé à des résultats fort curieux; il se rend insensible très-vite, sans perdre connaissance; il peut même indiquer ce qu'il faut faire sur lui; il s'enfonce lui-même des épingles et des lancettes dans les chairs sans les sentir, etc. Aujourd'hui, je le répète, l'action de l'éther dans ces circonstaces ne peut plus être mise en doute par personne. On l'a appliquée, et toujours avec succès, à des opérations nombreuses et très-différentes les unes des autres. A Londres, on l'a mis en usage pour faire l'opération de la taille, pour celle de la hernie étranglée. Dernièrement, chez une femme sur laquelle on devait faire une application de forceps, on l'a employé d'une manière très-heureuse.

Je suis persuadé que dans certains cas d'accouchements difficiles, lorsqu'on sera obligé d'aller chercher l'enfant dans la matrice, on pourra retirer de grands avantages de ces inspirations, qui auront pour résultat de faire cesser les contractions utérines qui gênent si souvent l'accoucheur. On ne peut dire encore jusqu'où ira cette découverte, qui constitue l'un des faits les plus vastes que l'on ait encore vus dans ce siècle. Et ce ne sera pas seulement sur la chirurgie, mais sur la physiologie que les effets s'en feront ressentir.

— M. Magendie reprochant aux chirurgiens de se livrer à des expériences sur l'homme, expériences dangereuses et immorales qui doivent être réprouvées, a prétendu que l'éther serait mieux employé en boisson. Sur les animaux il agit, dit-il, encore plus rapidement par l'injection dans la carotide.

— La protestation faite par M. Magendie, dit M. Velpeau, me paraît grave.

Assurément les effets que produit l'éther ne passeront pas sans trouver de critique. Le galvanisme en a trouvé aussi; mais je ne m'attendais pas à ce que ces critiques vinssent de M. Magendie, et je m'attendais encore moins à le voir s'élever contre les expériences.

Il y a peu de personnes qui aient fait autant d'expériences que M. Magendie. Mais en outre les expressions dont il s'est servi ont quelque chose de peu gracieux pour nous. Il semblerait d'après lui que nous nous sommes livrés à ces expériences sans précautions, sans savoir ce que nous voulions faire. Au contraire toutes les précautions les plus sévères ont été prises. Ce n'est qu'au moment ou l'on a su que l'on rendait les malades insensibles avec l'éther que nous avons commencé. Ce n'est qu'après des essais répétés cent fois par des personnes sérieuses que nous nous sommes décidés. D'ailleurs, à bien envisager la chose, ce n'est pas ce que l'on peut appeler des expériences.

M. Magendie vient de dire que c'est peu de chose que de souffrir, et qu'une découverte qui a pour but d'empêcher la douleur est d'un médiocre intérêt. Mais c'est des souffrances des malades que viennent les angoisses des familles, et pas d'autre chose. M. Magendie nous reproche d'avoir l'âme dure. C'est en effet ce que disent les gens du monde : ils se trompent, les chirurgiens sont des hommes comme les autres ; ils ont aussi leurs émotions : s'ils ne les laissent pas voir, c'est que le sang-froid, l'impassibilité apparente sont une de leurs premières qualités. Et dès lors comment s'étonner que les chirurgiens acceptent avec bonheur une découverte qui, sans aucun doute, produit de l'insensibilité? le fait capital ici, c'est l'insensibilité ; ce fait maintenant est hors de toute contestation.

Dans ce qu'a dit M. Magendie, il y a une chose vraie : les uns restent inertes, les autres s'agitent ; mais il s'agit de savoir, et on le saura, si l'on ne pourra pas maîtriser ces mouvements sans nuire aux malades.

Quant à l'innocuité du moyen, des faits nombreux la prouvent surabondamment. Quand nous devons opérer des malades, nous essayons d'abord la méthode ; si elle ne réussit pas, nous y renonçons. M. Magendie vous a fait voir un de nos opérés agitant sa main sanglante.... Ce n'est pas exact : la main sur laquelle on opérait n'a pas été abandonnée un seul instant, l'opération n'a pas été interrompue. Notre collègue se fait illusion sur la manière dont nous avons commencé nos essais. J'ai su peut-être le premier à Paris les effets des inspirations éthérées, et cependant je n'ai point osé les employer; ce n'est qu'après des essais faits par M. Malgaigne, et suivis de succès, que j'ai commencé mes expériences, dont, je l'ai avoué, je n'avais pas été satisfait d'abord. Y a-t-il dans la science un seul fait important qui n'ait présenté d'abord des oscillations? Bientôt je suis arrivé à des faits de plus en plus concluants; j'affirme maintenant que l'on arrive toujours à produire l'insensibilité. M. Magendie nous parle de cette fille hystérique qui a été prise de mouvements convulsifs. Mais si je lui avais arraché l'ongle sans lui faire respirer l'éther, n'en aurait-elle pas eu également, plus peut-être? Le fait certain et positif, c'est que les malades n'ont pas souffert, pas eu conscience de leur souffrance.

Quant à l'influence des inspirations éthérées sur les suites des opérations, voici quinze jours que mon premier malade a été opéré; j'ai eu un succès complet, mon malade va très-bien, comme tous ceux que j'ai opérés depuis. Il n'y a rien eu jusqu'à présent qui puisse être considéré comme dangereux. L'action de l'éther ici est rapide, instantanée; c'est là ce qui en fait le merveilleux, comme aussi la rapidité avec laquelle s'en dissipent les effets. Je ne connais pas d'agent mis en rapport avec un sujet vivant qui jouisse de propriétés pareilles. Si M. Magendie veut nous apprendre quelque chose de nouveau, nous l'accueillerons avec empressement. S'il peut nous prouver qu'administré par l'estomac l'éther agit mieux, ce que je ne crois pas vrai, nous nous rendrons à l'évidence. Jusqu'à nouvel ordre, nous nous contenterons de l'inspiration des vapeurs éthérées. L'action est de cette façon assez rapide pour nous, et nous n'avons aucune envie d'essayer les injections d'éther par la carotide.

— M. Roux, de même que M. Velpeau, pense que le meilleur mode d'administration de l'éther en pareil cas est celui par les voies respiratoires. Il ne serait pas prudent de faire boire à un malade un demi-verre d'éther, les effets toxiques seraient beaucoup plus violents et moins prompts. Quant à la promptitude, c'est un grand point que de pouvoir à volonté obtenir en quelques minutes les résultats que l'on désire. Dans un fait qui m'est propre, dit M. Roux, j'ai vu un malade tombé assoupi en moins d'une demi-minute. Autre chose. M. Magendie regrette que les expériences aient été faites sur l'homme; mais il nous eût semblé difficile de les faire sur des animaux. D'abord, nous n'eussions pas pu savoir s'ils avaient souffert, puis, en définitive, les effets produits sur l'homme sont seuls absolument concluants ; tout le reste n'est que des probabilités. Si M. Magendie avait assisté aux dernières séances de l'Académie, il aurait pu se convaincre que les communications de M. Velpeau et les miennes ont été faites avec la plus grande réserve, la plus grande prudence ; j'ai dit moi-même que certainement il se rencontrerait des cas où, dût l'opération être des plus cruelles, des plus graves, des plus douloureuses, il ne faudrait point employer l'éther, dans la crainte, si elle était longue, que le malade ne finît par se réveiller et, surpris par ce qui l'entoure, ne s'agitât. Depuis huit jours j'ai soumis six malades aux inspirations d'éther, et toujours avec succès.

— Enfin, M. le professeur Paul Dubois a dû communiquer à l'Académie de Médecine, le mardi 9 février, les premiers faits d'application des vapeurs d'éther à l'art des accouchements. On n'avait publié jusque-là que des observations incomplètes, une dans l'*Union médicale*, l'autre dans la *Gazette des Hôpitaux*. Elles étaient dépourvues d'intérêt et peu concluantes.

Quelques essais furent tentés par M. Dubois, d'abord

sur des femmes enceintes et en travail. Les résultats en furent incomplets.

Le professeur recommença sur une femme de la Maternité parvenue à peu près à la moitié du travail. Il y eut quelques accès convulsifs, comme un commencement d'éclampsie. Deux douleurs étant arrivées pendant que la malade était sous l'influence de l'éther, elle ne les avait pas perçues. Elle revint à elle, et les douleurs furent ressenties de nouveau.

Pendant l'expérience, les battements du cœur de l'enfant étaient montés de 130 pulsations, rhythme normal, à 160 pulsations par minute.

Il naquit fort, bien portant, et cria vigoureusement dès qu'il fut au monde.

Une autre femme ne pouvant accoucher, l'enfant dut être extrait avec le forceps, l'application de l'instrument présenta quelques difficultés. La femme, ayant été soumise à l'éthération, ne sentit rien, et elle ne se réveilla qu'après la sortie du fœtus. Elle n'eut pas un mouvement. *Le périnée ne fit aucune résistance.* Elle conserva conscience, dit-elle, de ce qui se passait, mais sans souffrir.

Diverses autres opérations ont encore été pratiquées dans les différents hôpitaux de Paris, par MM. Blandin, Robert, Baudens, Lenoir, Maisonneuve, Devergie, etc., et les résultats ont été analogues à tous les précédents [1]. (*Voir aux notes.*)

Action des inhalations d'éther sur l'homme sain.

Trois élèves en médecine de l'hôpital de la Charité expérimentèrent sur eux-mêmes avec des résultats extrêmement différents.

Le premier, après quatre à cinq minutes d'inspirations, fut pris d'une loquacité intarissable. Bien que M. Velpeau fût dans la salle à donner des consultations aux indigents, ce jeune homme se mit à parler très-haut. Il se leva comme étourdi en criant qu'il était très-heureux, il gesticula, puis il sortit au grand air, tout fut bientôt calmé.

Le second, jeune homme très-impressionnable, fit à peine deux ou trois inspirations; la face prit aussitôt un aspect étonné et furieux, il rejeta violemment le tube de l'appareil loin de lui, se tourna vers une fenêtre sans se lever (il était assis sur une chaise), et il arracha violemment un des rideaux. Je fis ouvrir la fenêtre. Il paraissait entendre et comprendre ce qui se passait autour de lui; les yeux restèrent fixes et ouverts.

L'air frais du dehors le calma rapidement; il raconta qu'il n'avait perdu ni les sensations, ni l'intelligence des faits; mais qu'il voyait les personnes rassemblées autour de lui grandes comme des maisons, et les maisons touchant jusqu'au ciel. Au bout de quatre à cinq minutes, il était complétement rentré dans son état habituel.

Un troisième élève se soumit aux inhalations, il tomba dans l'assoupissement; on continua à tenir l'appareil devant la bouche. Au moment où on le retira (il l'avait gardé cinq à six minutes), ce jeune homme fut pris d'un rire inextinguible. Il portait alternativement sa tête entre les jambes et la renversait en arrière avec une force telle qu'il fallut le contenir pour l'empêcher de se blesser contre la muraille. Bientôt survint un collapsus complet et quelques mouvements convulsifs; la face était rouge, couverte de sueur, le pouls avait augmenté de vitesse et de force. L'air froid et quelques gouttes d'eau fraîche jetées au visage lui firent reprendre connaissance. Il revint complétement à lui et assura avoir été très-heureux. L'expérience avait duré en tout huit ou dix minutes.

Un élève de la Maternité, expérimentant sur lui-même, fut pris de nausées et de vomissements. Il pensa qu'il s'était opéré une véritable déglutition de l'éther.

Ce qui m'a paru résulter le plus souvent des inspirations

chez l'homme sain est la succession des phénomènes suivants : d'abord il y a de la toux. (Quelques expérimentateurs veulent alors qu'on augmente le courant d'éther, d'autres préfèrent le diminuer en bouchant à demi le robinet.)

Puis, en général, au bout de deux à trois minutes, l'effet commence à se manifester. Si le sujet tient lui-même le tube, il l'abandonne le plus souvent; alors sa main retombe. Les yeux prennent une expression singulière, mais ils se ferment. Une ou deux inspirations encore, et l'effet est produit. L'insensibilité commence. Bien qu'on ne puisse se baser sur le temps pour obtenir un même résultat sur les différents individus, on peut dire aujourd'hui qu'il faut moins de cinq minutes en général pour arriver à l'insensibilité.

Des faits plus singuliers ont été cités par divers observateurs. L'insensibilité paraissait complète, et cependant le sujet semblait conserver son intelligence intacte et avoir conscience de ce qui se passait autour de lui.

M. Malgaigne, après avoir donné à la Société de Chirurgie des nouvelles favorables d'un amputé après l'emploi de l'éther, a dit être arrivé à ce résultat curieux. Chez certains sujets, il lui avait semblé que la sensibilité restait intacte pour les sensations ordinaires, la vue, l'ouïe, l'odorat, mais qu'elle était abolie pour les sensations anormales, comme celles que produisent les incisions, les piqûres, les tiraillements. Y aurait-il donc dans le cerveau deux centres de sensations, l'un pour les sensations normales, l'autre pour celles qui sont anormales? Telle est la question que s'adresse ce chirurgien.

M. le professeur Gerdy a communiqué à l'Académie des Sciences une note extrêmement intéressante sur les effets des vapeurs éthérées appliquées à l'homme sain. Il a expérimenté sur lui-même.

Les premières sensations qu'il a éprouvées ont été des

picotements à la gorge et une toux violente, qui s'apaisèrent sous l'influence assoupissante des vapeurs d'éther. De ce moment, engourdissement général, chaleur à la tête comme si des vapeurs alcooliques et enivrantes lui montaient au cerveau. Cet engourdissement gagna bientôt les membres inférieurs, s'accompagnant d'une sensation de chaleur agréable, fourmillements, tremblottements et sorte de vibrations musculaires.

L'ensemble de ces sensations, parvenues à leur apogée, est une impression obtuse, très-agréable, remplie de volupté. C'est cet engourdissement qui, en émoussant la sensibilité tactile générale, diminue la douleur pendant les opérations. La vue n'a pas été modifiée ; l'ouïe l'a été assez fortement, au contraire, et est devenue de moins en moins distincte. Les sons paraissent d'autant plus retentissants dans les oreilles, que l'engourdissement est plus profond ; mais ce retentissement ne les rend pas plus clairs. L'odorat, le goût, le tact proprement dit, ne sont pas paralysés. On éprouve une volupté indicible à se laisser aller à l'inaction, à rester en repos. Cependant l'intelligence reste aussi nette, l'attention aussi active, la volonté aussi ferme, et M. Gerdy put vouloir essayer de marcher. La musculation était moins sûre qu'à l'ordinaire et moins précise dans les mouvements. Le nombre et la force des battements du pouls n'ont pas varié un seul instant.

Les mêmes expériences répétées sur plusieurs personnes ont donné des résultats analogues, *mais non absolument semblables*, les uns ayant perdu complétement la conscience de ce qui les entourait, comme dans le sommeil, les autres éprouvant une exaltation générale des sensations, une gaieté extraordinaire, etc.

— On voit par cet ensemble de faits combien sont variés les résultats de l'éthération sur les divers sujets. On ne peut s'empêcher de remarquer l'analogie de ces effets avec ceux que produit l'ivresse alcoolique qui, selon les individus, amènent la gaieté, l'érotisme, les larmes ou la fureur; mais si les manifestations produites par l'éther sont distinctes suivant les sujets, la production de l'insensibilité à des degrés divers paraît être jusqu'ici un des phénomènes constants de l'éthération.

De l'appareil qu'il convient d'employer pour les inhalations d'éther. — Son mécanisme et la manière de le préparer. — Des Précautions à prendre pour expérimenter sans danger.

Divers appareils ont été imaginés pour pratiquer l'éthération des malades.

On peut, disent les *Annales de thérapeutique*, en compter quatre principaux, sans parler des anciens qui n'avaient pas été construits dans le même but : 1° celui de MM. Morton et Jackson, que M. Charrière a reproduit d'abord, et que l'habile fabricant a bientôt modifié, comme nous le dirons tout à l'heure; le second est celui de M. Robinson de Londres, mauvais appareil qu'on doit rejeter. Restent ceux de M. Harapath, chimiste à Bristol, et celui de M. Charrière. Le premier est une grosse vessie de bœuf dont le col est garni d'une virole en ivoire dans laquelle est fixé un tube inspirateur et une clef-vis : il y verse une once d'éther pur, puis dilate la vessie à l'aide d'un soufflet de cheminée, et agite fortement le liquide pour faire saturer l'air qui y est contenu; le patient inspire par le tube. Cet appareil a été appliqué avec un plein succès dans une amputation de cuisse, qu'a pratiquée M. Landsdown à l'hôpital général de Bristol. On comprend qu'un appareil en verre est supérieur, si ce n'est peut-être en voyage ou pour les intendances militaires.

Aucun ne me paraît égaler encore l'appareil construit par M. Charrière; les trois modèles que nous donnons ici rendront facile l'intelligence du mécanisme et la manière dont il faut le préparer et l'employer. Ces appareils ont été présentés aux Académies royales des Sciences et de Médecine.

Fig. 1.

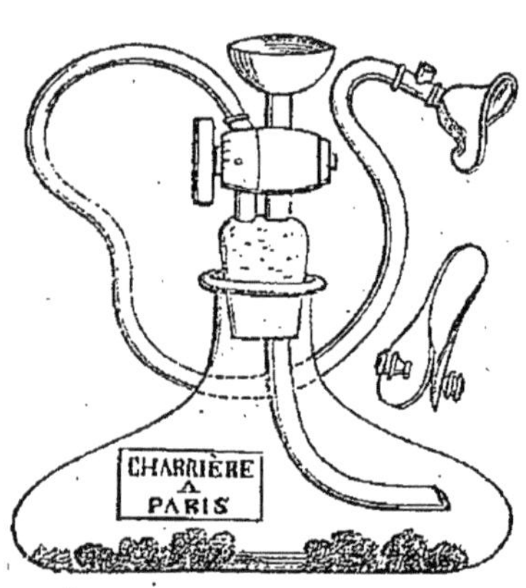

Fig. 2.

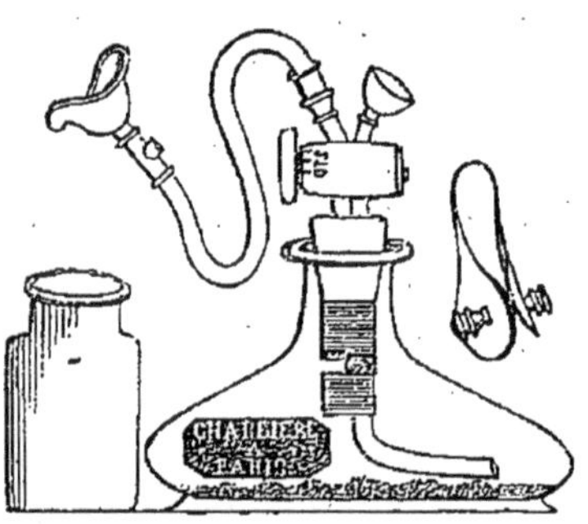

Ces deux figures représentent les premiers appareils que M. Charrière a envoyés dans les hôpitaux de Paris. Ce sont ceux dont s'est servi M. Velpeau à la Charité dans les observations de succès que nous avons rapportées.

Fig. 3.

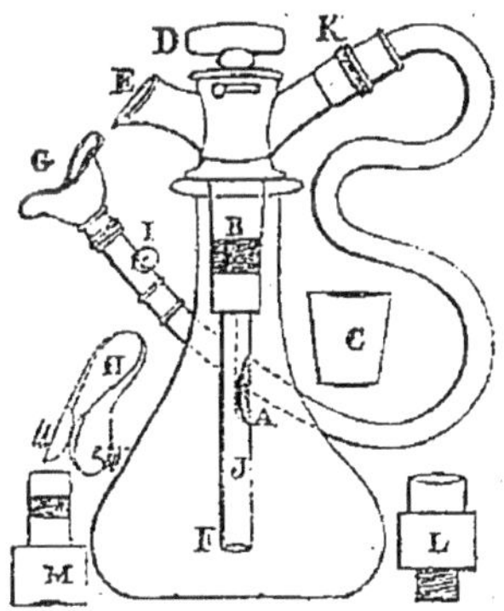

Celui-ci est le dernier modèle, il représente tous les perfectionnements imaginés par cet ingénieux fabricant, et me paraît supérieur à tous ceux qu'on a présentés jusqu'à ce jour, tant par la simplicité de son mécanisme que par la facilité avec laquelle il se prête à toutes les combinaisons, puisqu'il peut à la rigueur fonctionner sur le premier flacon venu.

A représente le flacon qui reçoit l'éther [2].

B est une partie garnie de fil ciré ou rodé dans le verre.

C un bouchon percé d'un trou sur lequel on peut placer l'appareil.

D robinet à double effet. Quand il est dans le sens où il est représenté sur la figure, c'est-à-dire suivant l'axe des deux branches E K, il est ouvert, on peut alors introduire l'éther par l'ouverture E.

E ouverture dans laquelle on peut placer le barillet M.

L barillet composé de toiles métalliques disposé pour empêcher l'inflammation des vapeurs d'éther si l'on opérait près du feu.

M second barillet semblable pour placer en K.

F tube plongeur.

G partie qui s'applique à la bouche du sujet.

H pince à pression continue pour oblitérer les fosses nasales.

J soupape d'expiration,

K assemblage du tuyau élastique, avec l'appareil ou pour mettre le barillet M.

M. Charrière s'occupe encore en ce moment même d'apporter quelques perfectionnements à son appareil.

Ainsi l'embouchure en métal susceptible de s'oxider, sera remplacée par une autre en cristal pour les appareils de luxe, ou en bois pour les appareils plus simples.

Il cherche aussi à substituer à toute la portion qui se place dans le flacon, une partie également en verre pour éviter là aussi toute oxidation et tout danger. Les pièces qui devront être absolument en métal, seront de préférence en étain doré.

Ces précautions minutieuses sont sages, parce qu'elles s'appliquent à un appareil destiné à l'aspiration, et il pourrait être dangereux qu'il vînt à se couvrir d'oxide, ce qui ne manquerait pas d'arriver avec le temps.

— Bien que toute règle posée dès à présent puisse paraître prématurée, je crois qu'il est permis aujourd'hui de formuler quelques indications propres à prévenir toute espèce d'accident chez les personnes qui se soumettent volontairement à l'inhalation de l'éther.

Le sujet qui consent à l'éthération doit être assis, ou mieux étendu sur un fauteuil ou une chaise longue. Le robinet D étant ouvert et la soupape I tournée en haut, l'extrémité du tube G est hermétiquement appliquée à la bouche, et le sujet doit faire de larges et vastes inspirations et expirations dans l'appareil même ; les narines seront préalablement bouchées avec les doigts d'un aide, ou mieux avec le petit instrument H.

On s'assurera très-promptement de la manière plus ou moins complète dont le sujet aspire la vapeur d'éther, en examinant si la soupape se lève et retombe. Si ce mouvement alternatif a lieu, l'inspiration et l'expiration se font convenablement.

Dès que le sujet paraît s'assoupir, il est prudent de s'abstenir de continuer. Cependant des faits publiés par

M. Maisonneuve, paraissent prouver que l'ivresse éthérique peut être portée très-loin sans amener d'accidents graves. Dans ces cas, comme chez un élève en médecine, l'ivresse avait été portée jusqu'au collapsus complet avec respiration stertoreuse, écume à la bouche, et néanmoins il n'y a point eu de résultats fâcheux.

En ayant la précaution de cesser les inhalations dès que le sujet paraît s'endormir, il n'y a donc jamais eu d'accidents jusqu'à aujourd'hui, et il ne paraît y avoir aucune espèce de dangers [3].

De l'avenir de l'éther en chirurgie.

Les inhalations d'éther sont-elles destinées à révolutionner la chirurgie? Ce moyen restera-t-il dans la pratique de l'art? Passera-t-il comme tant d'inventions merveilleuses d'hier dont on ne sait plus le nom demain?

Il n'est pas contestable qu'en ce moment où j'écris il y a un engouement général qui fait tort dans l'esprit des hommes sérieux aux véritables qualités du moyen.

Nous croyons pouvoir être prophète sans beaucoup de frais d'imagination.

Quand la mode sera passée, qu'un grand nombre d'expériences auront été faites, toute cette effervescence se calmera, le moyen sera repris de sang-froid, on l'étudiera mieux, on réglera son emploi, on distinguera les circonstances qui lui conviennent, on catégorisera les faits où il peut être inutile ou nuisible, et les inhalations d'éther prendront leur place en médecine, place probablement plus modeste que celle qu'on leur fait à cette heure, mais place fort belle et fort utile encore assurément.

Il est impossible qu'il ne reste rien un jour d'une découverte dont un de nos premiers chirurgiens a dit, QUE C'ÉTAIT UNE GRANDE CHOSE POUR L'HUMANITÉ.

NOTES.

Note 1, Page 27.

— M. le professeur Blandin a fait publier dans la *Gazette des hôpitaux* deux cas d'insuccès, une cautérisation et une ablation de sein. Les malades ont souffert. M. le professeur Velpeau a obtenu, le 9 février 1847, un magnifique succès dans une luxation de la cuisse. Un jeune chirurgien ayant essayé de remettre le membre en place par un procédé à lui, le malade très-pusillanime a jeté des cris aigus : on n'a pas réussi. — M. Velpeau ayant fait éthérer le malade, a réussi en moins d'une minute. Le malade n'a rien senti. — A la suite de plusieurs observations remarquables, M. Baudens conseille de mélanger de l'eau ou de l'alcool à l'éther chez certain sujets, les enfants par exemple. C'est peut-être là une idée très heureuse. Mais en disant plus loin que la douleur est nécessaire pour l'accouchement, on s'est évidemment trompé. Les observations récentes de M. le professeur P. Dubois, démontrent sans réplique que les contractions, seules nécessaires à la terminaison du travail, s'exercent sans douleur chez les femmes soumises à l'éther. *Cela ne veut pas dire qu'on puisse soustraire les femmes à la douleur pendant tout le temps de l'accouchement.* Les raisons sont évidentes.

Note 2, Page 33.

— Quelques sujets éprouvent des accidents légers cependant (toux, douleurs de tête, vomissements), d'autres semblent réfractaires aux inhalations. Il ne faudrait pas insister chez ces derniers. *On pourrait amener des accidents graves.*

— M. Doyère (*de la Presse*), qui a fait un très-grand nombre d'expériences sur lui-même, a la bonté de nous communiquer la note suivante :

« Les suffocations, les accès de toux violente qu'on éprouve en inspirant l'éther fournissent une des objections les plus sérieuses que l'on puisse adresser au procédé. Je suis même convaincu que ces accidents ne sont pas sans influence sur quelques-uns de ceux qui se manifestent consécutivement, et pendant l'ivresse même. Mais rien n'est plus facile que de les éviter de la manière la plus complète.

« Il suffit, après avoir ouvert tous les robinets, d'approcher d'abord simplement l'embouchure de ses lèvres, de manière à respirer l'air extérieur, mêlé d'un peu de celui qui a traversé l'appareil. On approchera ensuite graduellement l'embouchure jusqu'à l'appliquer exactement. Un sentiment de chaleur qui se manifeste dans les poumons indique le moment où l'inspiration doit cesser pour ne causer aucun accident.

« Si l'on emploie simplement un flacon à deux tubulures avec des tubes ordinaires, il suffit de placer le tube d'inspiration dans la bouche ouverte, et de respirer ainsi d'abord. On ferme ensuite graduellement les lèvres jusqu'à saisir exactement le tube pour inspirer l'air éthérisé à pleine poitrine.

« Du reste M. Doyère vient d'adresser à M. Charrière le dessin d'une disposition qui permettra d'obtenir ce résultat sans que le malade ait à intervenir, si ce n'est d'une manière toute passive. »

Note 3, Page 35.

— Il paraît démontré que l'éther a besoin d'être renouvelé assez fréquemment, autrement il perd de son action en séjournant dans l'appareil.

www.ingramcontent.com/pod-product-compliance
Ingram Content Group UK Ltd.
Pitfield, Milton Keynes, MK11 3LW, UK
UKHW021026200726
13857UKWH00004B/1609